BEI GRIN MACHT SICH IHR WISSEN BEZAHLT

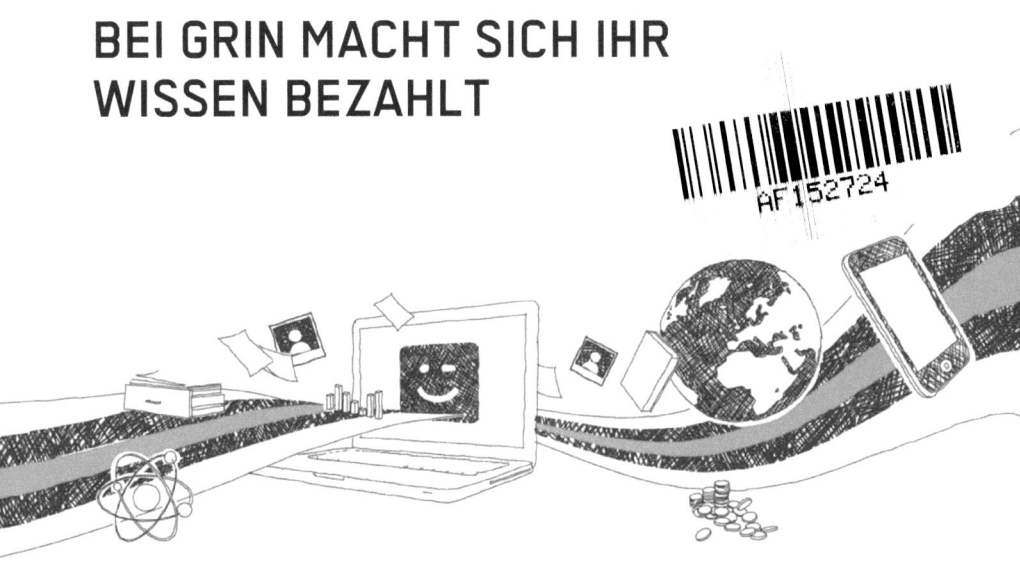

- Wir veröffentlichen Ihre Hausarbeit,
  Bachelor- und Masterarbeit

- Ihr eigenes eBook und Buch -
  weltweit in allen wichtigen Shops

- Verdienen Sie an jedem Verkauf

Jetzt bei www.GRIN.com hochladen
und kostenlos publizieren

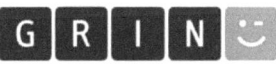

Rajko Pflügel

Der Basisprozess der Selbstregulation

GRIN Verlag

Bibliografische Information der Deutschen Nationalbibliothek:

Die Deutsche Bibliothek verzeichnet diese Publikation in der Deutschen National-
bibliografie; detaillierte bibliografische Daten sind im Internet über http://dnb.d-
nb.de/ abrufbar.

Impressum:

Copyright © 2008 GRIN Verlag GmbH
Druck und Bindung: Books on Demand GmbH, Norderstedt Germany
ISBN: 978-3-640-80392-7

Dieses Buch bei GRIN:

http://www.grin.com/de/e-book/163441/der-basisprozess-der-selbstregulation

GRIN - Your knowledge has value

Der GRIN Verlag publiziert seit 1998 wissenschaftliche Arbeiten von Studenten, Hochschullehrern und anderen Akademikern als eBook und gedrucktes Buch. Die Verlagswebsite www.grin.com ist die ideale Plattform zur Veröffentlichung von Hausarbeiten, Abschlussarbeiten, wissenschaftlichen Aufsätzen, Dissertationen und Fachbüchern.

Besuchen Sie uns im Internet:

http://www.grin.com/

http://www.facebook.com/grincom

http://www.twitter.com/grin_com

Hochschule Neubrandenburg
University of Applied Sciences

Hochschule Neubrandenburg
Fachbereich Gesundheit und Pflege
Studiengang Gesundheitswissenschaften

DER BASISPROZESS DER SELBSTREGULATION

Schriftliche Hausarbeit

Modul: Gesundheitsverhalten und Selbstregulation

Vorgelegt von: Rajko Pflügel

Betreuer:

Tag der Einreichung: 18.01.2008

Inhaltsverzeichnis

Abbildungsverzeichnis

1. Einleitung

Viele Forschungsbereiche beschäftigen sich mit der Struktur des menschlichen Verhaltens. Der Umgang mit sozialen Ängsten und der Selbstregulation stehen auch im gesundheitswissenschaftlichen Kontext. Die Verhaltensforschung, als eigene Wissenschaftsdisziplin versucht allgemein die Struktur des Verhaltens zu erklären. Fragen, die hierbei von großem Interesse sind, könnten sehr abstrakt lauten (vgl. Zimbardo 1992, S.229ff.):

- Welche Strategien und Prozesse ermöglichen eine sinnvolle Art und Weise des Denkens, um Wünsche und Absichten auch in Handlungen und Taten (Verhalten) zu realisieren?
- Wenn sich die Menschen für ein bestimmtes Verhalten entschieden haben, was lässt sie dieses Denken und Handeln dann auch konsequent durchhalten?
- Was sind die Denkprozesse bzw. kognitiven Ressourcen, die es Menschen ermöglicht einen bewusst gelebten Weg im Leben zu gehen?

In den letzten zwei Jahrzehnten hat sich die Vorstellung, dass das Verhalten durch Selbstregulation beeinflusst werden kann, verfestigt. Diese Idee bildet die Grundlage dieser Arbeit. Es sollen die grundlegenden Prozesse der Selbstregulation aufgezeigt werden. Die Tatsache, dass die Menschen teilweise (oft) nicht in der Lage sind, dass zu tun, was sie tun wollen führt zu Diskrepanzen zwischen dem Denken und Handeln. Die Methode der Selbstregulierung soll hier als ein dynamisches Systemen vorgestellt werden, welches das menschliche Verhalten und Denken beeinflussen kann. Will man Verhalten im Rahmen der Selbstregulation nach Caver und Scheier (2000) untersuchen bzw. erklären, werden zwei Prozesse fokussiert, die Feedback-Schleife und das Zielkonzept. Ziele und die Verhaltensrückkopplung (Feedback) stehen in einem starken Zusammenhang. Im Folgenden sollen nach der begrifflichen Einordnung der Selbstregulation in den wissenschaftlichen Kontext diese beiden Basisdeterminanten näher beschrieben werden. Beispiele sollen im Verlauf der Arbeit die wesentlichen. Aspekte verdeutlichen Diese Arbeit wird maßgeblich durch die Forschungstätigkeiten von CHARLES S. CARVER und MICHAEL F. SCHEIER (2000) getragen.

2. Begriffsbestimmung

Es gibt viele unterschiedliche Definitionen bzw. Begriffserklärung zur Selbstregulation. In zahlreichen Wissenschaftsdisziplinen, so z.b. in der Physik, Biologie, den Wirtschaftswissenschaften, der Soziologie und der Psychologie wird Selbstregulation als Gegenstand der Systeme angewandt. Oft wird Selbstregulation als ein zyklischer Prozess beschrieben, der mit Hilfe des Feedbacks das Verhalten den sich veränderten Bedingungen anpassen kann.

"Self-regulation is described as cyclical because the feedback from prior performance is used to make adjustments during current efforts." (Zimmermann 2000, S. 14)

2.1 Selbstregulation und Selbstkontrolle

In vielen Kontexten werden auch die Begriffe Selbstregulation und Selbstkontrolle synonym verwandt. Einige Forscher und Autoren differenzieren diese beiden Begriffe. Selbstregulation wird dann eher mit der Vorstellung betrachtet, dass das Verhalten direkt durch Ziele und Feedbackschleifen beeinflusst wird, während die Selbstkontrolle als bewusste Kontrolle des Verhaltens verstanden wird (vgl. Vohs & Baumeister 2004, S. 1).

2.2 Selbstregulation und Homöostase

Der Begriff der Homöostase stammt aus dem Griechischen und bedeutet gleichartig oder ähnlich. Homöostase charakterisiert das fortwährende Bestreben des Organismus, unterschiedliche physiologische Funktionen wie Körpertemperatur oder Blutzuckerspiegel den äußeren Bedingungen anzupassen, um so einen ausgeglichenen Zustand aufrecht zuerhalten. Durch diese Regulierung bzw. Anpassung an die Umwelt wird der Ressourceneinsatz zur Lebenserhaltung minimiert. Diese Anpassung geschieht auf verschiedenen Niveaus. Hormone, Reflexverhalten, einfache Anpassungsleistungen, erworbene Gewohnheiten und bewusste Entscheidungen (Willenshandlungen) machen dies möglich. Ein Ungleichgewicht führt zu negativen d.h., unabgestimmten Körperfunktionen welche sich dann als Krankheiten oder Dysfunktionen äußern. Letztendlich beschreibt die Homöostase den Versuch bzw. Regelkreis, einen Zustand der Harmonie zwischen allen körperlichen, psychischen und geistigen Subsystemen zu erreichen (vgl. Arnold et al. 1995, S. 887). Selbstregulation kann in diesem Kontext als grundlegendes Funktionsprinzip aller lebenden Organismen beschrieben werden, so z.b. der Anstieg von Blutdruck, Herzfrequenz und Atmung bei körperlicher und psychischer Anstrengung (vgl. Roux 1901, S. 610-614).

2.3 Selbstregulation und Mentale Prozesse

Unter Selbstregulation versteht man in der Psychologie mentale Prozesse, die die Erreichung von Zielen zum Inhalt haben und mittels derer Menschen Kontrolle über sich und ihre Tätigkeit ausüben. Selbstregulation steuert Vorgänge, die mit der eigenen Person in ihrer Umwelt in Zusammenhang stehen. Durch das zyklische und sich selbst regulierende System können Lösungswege und Strategien auf bestimmte Lebens- und Tätigkeitslagen miteinander koordiniert werden. Es umfasst die Steuerung von Gedanken, Affekten und Verhalten und ermöglicht so die Realisierung von Zielen über eine längeren Zeitraum und wechselnde Situationen hinweg (vgl. Vohs & Baumeister 2004, S. 1-9).

3. Vier Erklärungsansätze der Selbstregulations-Forschung

Wenn von Selbstregulation gesprochen wird, basieren die Aussagen auf unterschiedlichen Grundlagen. Immer geht es jedoch um die Selbststeuerung von Handlungen. Das Kapitel 3 der hier vorliegenden Arbeit stellte erste Bezüge zu theoretischen Konstrukten dar. Im Folgenden werden vier Ansätze von maßgeblichen Vertretern der Selbstregulations-Forschung einen weiteren Einblick in dieses sehr komplexe Thema geben.

3.1 Selbstregulation nach Kuhl

Die Theorie der Selbstregulation nach Kuhl (1992, 1996, 2001 zit. in Forstmeier et al. 2005, S. 235) differenziert die volitionalen Kompetenzen, die bei Handlungsorientierung zum Tragen kommen können und mittels derer eine Person selbststeuernd auf verschiedene andere psychische Subsysteme (z. B. Emotion, Motivation, Aufmerksamkeit) einwirken kann. Die volitionalen Kompetenzen werden dabei zwei grundlegenden Volitionsformen zugeordnet, der Selbstregulation und Selbstkontrolle. (vgl. Forstmeier et al. 2005, S. 235;

Fröhlich & Kuhl 2003, S. 224f.) Selbstkontrolle beschreibt Kuhl als die selbst-disziplinierende Volitionsform. Es werden diejenigen psychischen Subsysteme (z. B. Emotionen, Bedürfnisse, körperliche Empfindungen) gehemmt, die der Intention zuwider laufen. Zu den Selbstkontroll-Kompetenzen gehören Intentionskontrolle (Zielvergegen-wärtigung und Vergesslichkeits-vorbeugung), Planungsfertigkeit, Impulskontrolle sowie Initiierungskontrolle (Initiative ergreifen bei einer Gelegenheit zur Ausführung der Handlung). (vgl. Fröhlich & Kuhl 2003, S. 225; Forstmeier et al. 2005, S. 235) Selbstregulation ist dagegen die selbst-integrierende Volitionsform. Es werden viele psychische Subsysteme an der Planung und Durchführung einer Intention beteiligt. Die genannten Subsysteme interagieren miteinander und modifizieren die Intentionen, aber auch die Inhalte der Subsysteme (z. B. widerstrebende Bedürfnisse, Gefühle) derart, dass möglichst viele hinter einer gemeinsamen Intention vereinigt sind. Zu den Selbstregulations-Kompetenzen gehören Aufmerksamkeitsregulation, Motivations-regulation, Emotionsregulation, Aktivierungsregulation, Selbstbestimmung (selbstkongruente Ziele setzen), Entscheidungsregulation (selbstkongruente Entscheidungen treffen) sowie Misserfolgsbewältigung. (vgl. Kuhl 1987, S. 108; Forstmeier et al. 2005, S. 235)

3.2 Selbstregulation nach Kruglanski

In der Regulatory Mode Theory von Kruglanski und Higgins (Kruglanski et al., 2000 zit. in Forstmeier et al. 2005, S. 236) wird Selbstregulation als ein Prozess konzipiert, in denen zwei unabhängige volitionale Kompetenzen eine Rolle spielen können, nämlich Abwägen (assessment) und auf das Ziel Hinbewegen (locomotion). Assessment ist der evaluative Aspekt der Selbstregulation, es beinhaltet das Suchen nach Diskrepanzen zwischen Ist- und Ziel-Zustand sowie das Bewerten dieses Unterschieds. Das Motto dieser Fertigkeit ist „do the right thing". Locomotion dagegen ist der exekutive Aspekt der Selbstregulation, es beinhaltet die zügige Auswahl des End-Zustandes, das Hinbewegen auf dieses und das notwendige Zurückweisen anderer Ziele. Das Motto dieser Fertigkeit ist „just do it". (vgl. Forstmeier et al. 2005, S. 236)

7

3.3 Selbstregulation nach Baumeister et al.

In Anlehnung an das Feedback-Schleifen Modell von Carver und Scheier (1982) beschreiben Baumeister et al. drei Bestandteile von Selbstregulation: Ziel-Zustände (standards), Vergleich von Ist- mit Ziel-Zustand (monitoring) und Veränderung des Ist-zum Ziel-Zustand (operate) (Baumeister et al. 1994 zit. in Forstmeier et al. 2005, S. 236). Sie beschränken sich in ihrer Analyse von Selbstregulations-Fehlern auf die Veränderungs-Phase und definieren Selbstregulation als Prozess und Fähigkeit, seine inneren Reaktionen zu übergehen und zu verändern sowie unerwünschte Verhaltenstendenzen zu unterbrechen und das Ausleben dieser zu unterdrücken. Selbstregulation kann sich dabei auf vier verschiedene Bereiche beziehen: Gedankenkontrolle, Emotionskontrolle, Impulskontrolle und Performanzkontrolle (z. B. beharrlich bleiben). (vgl. Forstmeier et al. 2005, S. 236)

3.4 Selbstregulation nach Brandtstädter

Im Modell assimilativer und akkommodativer Bewältigungsprozesse beschreibt Brandtstädter (1989 zit. in Forstmeier et al. 2005, S. 237) zwei gegenläufige selbstregulative Kompetenzen, nämlich assimilative, hartnäckige Zielverfolgung und akkommodative, flexible Zielanpassung. Wenn eine Ist-Soll-Diskrepanz vorliegt, kann diese entweder durch die Veränderung des Ist-Zustandes bewältigt werden, indem die Situation verändert wird oder andere Handlungsstrategien angewendet werden, um dennoch das Ziel zu erreichen (Assimilation). Oder es kann durch die Veränderung des Soll-Zustandes geschehen, indem die Person sich von blockierten Zielen ablöst und Prioritäten umordnet (Akkommodation). Eine adaptive Anwendung beider selbstregulativer Kompetenzen wird als optimal angesehen.

4.   Der Basisprozess der Selbstregulation nach Carver und Scheier

4.1   Eckdaten von Charles Carver und Michael F. Scheier

Charles Carver ist Professor für Psychologie an der Hochschule der Künste und Wissenschaften im Miami, USA. Er gilt als renommierter Psychologe, der seine Forschung auf die Stressbewältigung und Selbstregulation konzentriert. Sein Forschung fokussiert gesundheitsrelevante Bereiche, so werden seine Erfahrungen und Erkenntnisse in diversen Institutionen eingesetzt, z.b. The National Institute of Alcohol Abuse and Alcoholism; the National Cancer Institute; the National Heart, Lung and Blood Institute and the American Cancer Society. (www.University of Miami.com, 2006)

Michael F. Scheier ist Professor für Psychologie an der Carnegie Mellon Universität in Pittsburgh, USA. Seine Forschung beschäftigt sich mit dem menschlichen Verhalten. Ihn interessiert, was in den Menschen passiert, wenn sie auf Schwierigkeiten stoßen, Lebensziele zu erreichen. Er erforsch die Zusammenhänge des Denkens und Handelns bezüglich dem Verhalten was Menschen wollen oder den Strategien die es ihnen ermöglicht Verhalten zu vermeiden die sie nicht wollen. (www.psy.cmu.edu/faculty/scheier/)

4.2   Das TOTE-Modell und Selbstregulation als Regelkreis

Das Modell der Selbstregulation nach Carver und Scheier basiert auf dem TOTE-Modell (Test – Operate – Test - Exit) von Miller, Galanter & Pribram (1960). Dieses Modell beschreibt den Ablauf der menschlichen Verhaltensänderung in drei wesentlichen Phasen (s. Abb. 1). Caver und Scheier (2000) haben das menschliche Verhalten in einen Regelkreis bzw. eine Feedbackschleife übertragen (s. Abb. 2). (vgl. Carver & Scheier 2000, S. 43; Wieser 2007, S. 1)

(1) **Testphase (I):** Wenn ein Mensch sich ein Ziel setzt unterscheidet, er im „Test (I)" zwischen dem derzeitigen Zustand und dem Zielzustand.

(2) **Operate-Phase:** Ist der derzeitige Zustand nicht der gewünschte Zielzustand, tritt die „operate-Phase" ein, in welcher das Individuum den Zielzustand zu erreichen sucht.

(3) **Testphase (II):** Darauf folgt eine erneute Testphase, damit entschieden werden kann, ob der Zielzustand erreicht ist („Eexit") oder ob weitere Anstrengungen vonnöten sind (erneute „Operate-Phase"). In diesem Modell werden positive Affekte als Hinweis darauf interpretiert, dass sich das Individuum erfolgreich dem Zielzustand nähert, negative Affekte weisen darauf hin, dass das Individuum sich vom Ziel fort bewegt.

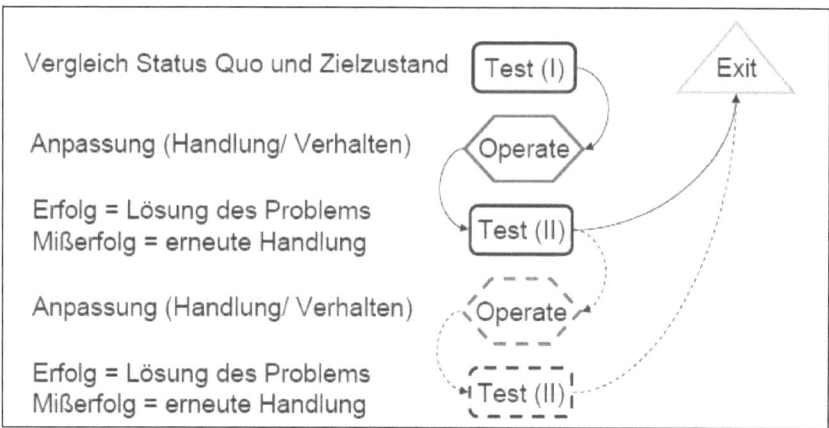

Abb. 1: Die Struktur der Verhaltensänderung nach dem TOTE-Modell
(Eigene Darstellung in Anlehnung an www.4managers.de)

4.3 Die Feedback-Schleife

4.3.1 Das Modell der Feedback-Schleife

Der Begriff Selbstregulation steht für meist unbewusst eingesetzte mentale Techniken und Strategien, die der Zielsetzung, -verfolgung und -erreichung dienen. (vgl. Holler et al. 2005, S. 146). Caver und Scheier haben das menschliche Verhalten aus dieser Perspektive in einen

Regelkreis bzw. eine Feedback-Schleife eingebettet. Dieses Modell zeigt hier vereinfacht dargestellt den Ablauf der Selbstregulation. (s. Abb. 2) Die einzelnen Bestandteile könne wie folgt übersetzt werden (vgl. Caver & Scheier 2000, S. 43):

(1) **Goal, Standard, Reference value**: interne Ziele, Standards, Referenzgrößen

(2) **Comparator**: „Vergleichsapparat"

(3) **Output function**: Verhalten

(4) **Effect on enviroment**: Einflüsse von Außen bzw. sich verändernde Rahmenbedingungen

(5) **Disturbance**: Störungen

(6) **Input function**: Status Quo bzw. die wahrgenommene Situation

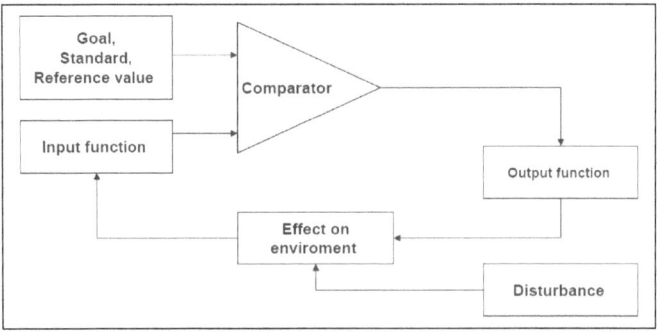

Abb.2: Schematische Darstellung der Feedback-Schleife bzw. des Regelkreises der Selbstregulation (vgl. Caver & Scheier 2000, S. 43)

Carver und Scheier (2000) beschreiben in diesem Modell Selbstregulation als einen immerwährenden Kontrollprozess des eigenen Verhaltens. Die menschlichen Handlungen verfolgen danach maßgeblich die Annäherung an ein Ziel. Ausgehend vom Status Quo bzw. dem aktuellen Ist-Zustand (Input function) und dem angestrebten Soll-Zustand (Goal, Standard, Reference value) werden Handlungen bzw. Verhaltsmodifikationen initiiert. Alle Aktivitäten sind danach auf die Erreichung eines konkreten Zieles/ Zustandes programmiert. Bevor es jedoch zur „Neu-Programmierung des Verhaltens" kommt, findet in der Schaltstelle (Comparator) ein entscheidender Vergleich statt. Hier werden der Ist-Zustand und der angestrebte Soll-Zustand verglichen. Aus diesem Vergleich resultiert das Verhalten (Output function). Äußere Einflüsse (Effect on enviroment) und Störungen (Disturbance) wirken auf das durch den Vergleich ausgelöste Verhalten ein und beeinflussen so die Zielerreichung. Diese Informationen fließen kontinuierlich in den Vergleichsprozess mit ein.

11

Beim erneuten Vergleich der Soll- und Ist-Größen gibt es entweder ein positives oder negatives Ergebnis d.h., die Rückkopplung (Feedback) in dem Regelkreis ist positiv oder negativ. Wenn es zwischen den verglichenen Werten weiter eine zu hohe Diskrepanz gibt, dann wird vom Verhalten abgewichen. Das Ausmaß der Abweichung d.h., die Differenzgröße zwischen Ist und Soll bestimmt, ob ein neues Verhalten ausgelöst wird, was weiter die Abweichungen minimieren soll. Dieser Regelkreis wird so lange aktiviert, bis die gewünschte Annäherung an ein Ziel erreicht ist. (vgl. Caver & Scheier 2000, S. 43)

4.3.2 Diskrepanzen und Verhaltensanpassung

Die schematische Beschreibung (s. Kapitel 4.3.1) des Feedback-Schleife stellt auf den Vergleich zwischen dem Verhalten auf ein bestimmtes Ziel gerichtet und dem aktuellen Verhalten ab. Beschrieben wurde auch, dass ein neues Verhalten ausgelöst wird, wenn es zwischen beiden Parametern große Unterschiede bzw. Diskrepanzen bezüglich der Zielerreichung gibt. Werden Abweichungen identifiziert, können selbstkorrektive Verhaltensanpassungen aktiviert werden. Nach Caver und Scheier (2000, S. 44f.) kann dies in zwei Ausprägungen erfolgen. Einerseits kann das Anpassungsverhalten auf einen wünschenswerten Endzustand gerichtet sein. Hier wird ein positiver Referenzpunkt (Ziel = goal) gesetzt. Das Ziel ist die Verringerung der Diskrepanz zwischen Ist- und Endzustand (discrepancy-reducing loop oder negative feedback loop, s. Abb. 3). Andererseits kann die Aufmerksamkeit aber auch auf die Vermeidung eines bestimmten Zustandes gerichtet sein. Dann ist das Ziel der Verhaltensanpassung die Vergrößerung der Diskrepanz zu diesem negativen Referenzpunkt (discrepancy-enlarging loop oder positive feedback loop, s. Abb. 3). vgl. Caver & Scheier 2000, S. 44f.; Holler et al. 2005, S. 148)

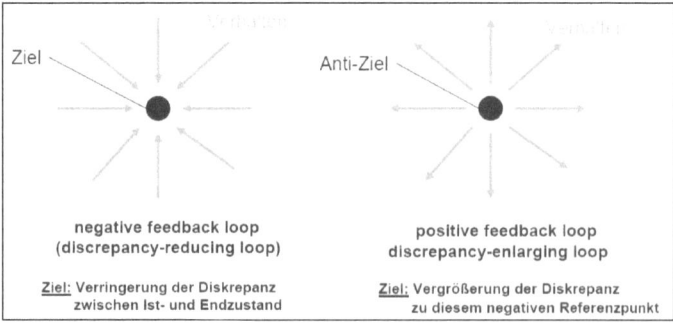

Abb. 3: Darstellung der Verringerung und Vergrößerung der Diskrepanz als Verhaltensanpassung (vgl. Caver & Scheier 2000, S. 44f.; Holler et al. 2005, S. 148)

4.3.3 Beispiele für Verhaltensanpassungen (negative/ positive Referenzwerte)

Folgende Beispiele sollen die Ausführungen zur Diskrepanzminderung bei positiven Referenzwerten und Diskrepanzvergrößerung bei negativen Referenzwerten (s. Kapitel 4.3.2) verdeutlichen:

(1) **Positiver Referenzwert – erstrebenswertes Ziel:** Beispiele für erstrebenswerte Ziele sind Bemühungen, bei denen man alles zu unternehmen versucht, um diesen Zustand zu erreichen. Hier will man die Diskrepanz möglichst minimieren (vgl. Caver & Scheier 2000, S. 44f.; Holler et al. 2005, S. 148) Der erfolgreiche Abschluss eines Projektes stellt ein Ziel dar, welches durch entsprechendes Verhalten, z.b. Fleiß und Zielorientierung angestrebt wird. Auch das Ziel, gesünder zu leben kann durch Verhaltensanpassungen, so z.b. durch körperliche Aktivität und Nikotinabstinenz anvisiert werden.

(2) **Negativer Referenzwert – Anti-Ziel:** Beispiele für Anti-Ziele sind Bemühungen, bei denen man alles zu unternehmen versucht, um diese nicht zu erreichen. (vgl. Caver & Scheier 2000, S. 44f.; Holler et al. 2005, S. 148) Hier will man die Diskrepanz möglichst hoch halten, z.b. nicht gekündigt werden (Fleiß, Loyalität) nicht krank werden (Risikovermeidung), bei einer Prüfung nicht durchfallen (lernen) oder einen Autounfall vermeiden (kein Alkohol am Steuer).

4.4 Ziele und die Zielhierarchie in der Selbstregulation

Den Zielen wird in der Selbstregulation eine große Bedeutung zu gesprochen. Sie stellen wie in Kapitel 4.3.1 angedeutet, neben den Standards die entscheidende Vergleichsbasis für Verhaltensänderungen dar. Die Annahme ist, dass aus der Zielhierarchie eine positive oder negative Feedback-Schleife erfolgt (s. Abb. 4). Der Mensch hat eine ideale Vorstellung des eigenen Selbst. Dieses wird maßgeblich durch die eigenen Ziele bestimmt. Befindet man sich an einem Punkt, der nicht länger als erstrebenswert gilt, setzt man alles daran den neu justierten Referenzwert (das neue, erstrebenswerte Ziel) zu erreichen. Durch die Verhaltensanpassung d.h., die Fokussierung eines Zieles was den eigenen Vorstellungen und Wünschen entspricht, verlässt man seine aktuelle Position (erhöht die Diskrepanz des Unerwünschten) und verringert somit die Diskrepanz bzw. nähert sich der Vorstellung des eigenen Selbst an. Dies wird auch als positives Feedback-System beschrieben. (vgl. Caver & Scheier 2000, S. 45)

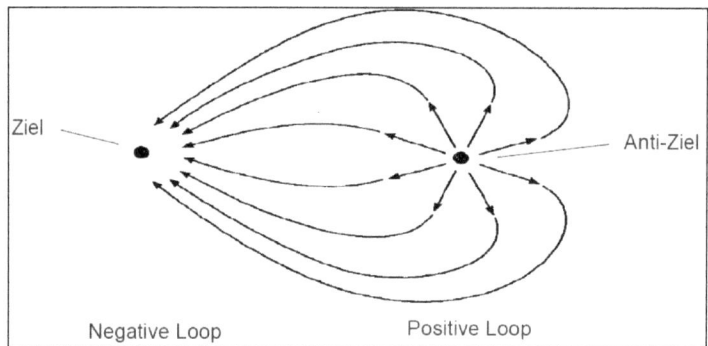

Abb. 4: Der Effekt eines positiven Feedback-Systems (vgl. Caver & Scheier 2000, S. 45)

Die Ziele die man in seinem Leben als Lebensweg verfolgt unterliegen einer Zielhierarchie. Die Ziele denen eine hohe Priorität zugeordnet wird sind häufig intrinsisch motiviert und bestimmen maßgeblich das Verhalten, wobei jedoch nicht immer geklärt werden kann, welches Ziel hinter bestimmten Verhaltensmustern steht bzw. in welcher hierarchischen Ordnung das Ziel sich befindet. (vgl. Caver & Scheier 2000, S. 50) Carver und Scheier beziehen sich in ihre Arbeit maßgeblich auf die hierarchische Ordnung der Ziele von Powers (1973, s. Abb. 5).

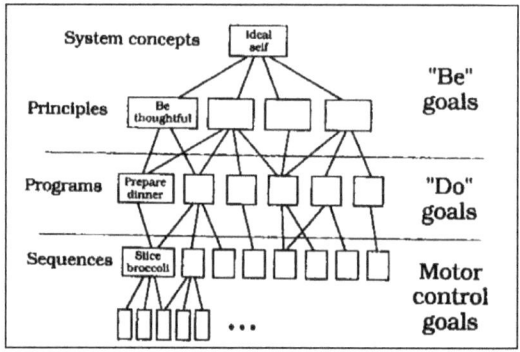

Abb. 5: Zielhierarchie nach Powers (1973) (vgl. Caver & Scheier 2000, S. 49)

Ein Erklärungsversuch für die hierarchische Organisation von Zielen bei Carver und Scheier besteht darin, dass das Abstraktionsniveau der Ziele von unten nach oben zunimmt. Sie beschreiben vier Ebenen: System (System concepts), Prinzipien (Principles), Programm (Programs) und Sequenzen (Sequences). (vgl. Caver & Scheier 2000, S. 47-50)

(1) **Systemebene:** Die Systemebene basiert auf eigenen Wertvorstellungen des idealisierten Selbst („Idealized self"). Hier sind so genannte Grundnormen manifestiert d.h., wie betrachtet man konkrete Lebensmaxime, z.b. die ideale Vorstellung von Partnerschaft oder einfach ein guter Mensch sein zu wollen. Die Ziele sind auf dieser Ebene sehr abstrakt und eher intrinsisch motiviert.

(2) **Prinzipienebene:** Die individuellen Eigenschaften die eine Realisierung dieser Vorstellungen, Wünsche oder Lebenseinstellungen brauchen, liegen auf dieser Ebene. Verhaltensmaxime bzw. Prinzipien wie Fürsorglichkeit, Ehrlichkeit und Zuverlässigkeit die dem idealisierten Selbst näher bringen sollen, bestimmen konkretere Handlungen oder Verhaltensweisen.

(3) **Programmebene:** Das Verhalten welches auf die erstrebenswerten Ziele ausgerichtet ist, äußert sich in Programmen. Dafür stellt die Prinzipienebene Referenzwerte für die Programme zur Verfügung. Das Verhalten erfolgt demnach der Richtung, die durch die ideale Vorstellung bzw. Prinzipien vorgegeben wird. Auf dieser Ebene hat das Abstraktionsniveau abgenommen, ein hehres Ziel, z.b. Fürsorglich zu sein wird durch das konkrete Vorhaben eine Mahlzeit zuzubereiten ausdifferenziert. Diese Programme werden in Sequenzen von Handlungen realisiert.

(4) **Sequenzebene:** Auf dieser Ebene laufen Handlungen eher automatisierte ab. Muss man sich auf der Programmebene entscheiden d.h., Essen zubereiten, zuhöheren oder trösten, um der eigenen Vorstellung von Fürsorglichkeit gerecht zu werden, gestalten sich die Handlungsabläufe, z.b. Brokolie schneiden ohne große Anstrengungen.

4.5 Transfer der Ziele in den Regelkreis der Selbstregulation

Wie in den Ausführungen des Kapitels 4.3.1 aufgezeigt, stellt der Vergleichsprozessor (Comarator) die entscheidende Komponente dar, die aktiviert wird, wenn ein Mensch ein erstrebenswertes Ziel fokussiert. Der Abgleich zwischen dem Ist-Zustand und dem Wünschenswerten unterliegt nach Caver und Scheier (2000, S. 50) der Zielhierarchie. Sie bestimmen drei Hierarchiestufen (gekennzeichnet durch die vertikalen Trennlinien in

Abbildung 5) Die höchste Hierarchieebene nimmt dabei die System- und Prinzipienebene ein.

Die Ziele auf dieser Stufe werden als „Be Goals" bezeichnet, hier geht es darum, wie man sein möchte und gilt als Ansatz dafürsein, das Warum des Verhaltens zu erklären. Die Zweite Ebene ist die Programmebene. Hier befinden sich die „Do Goals" d.h., was ist notwendig bzw. zu tun, um das gewünschte Ziel zu erreichen. In der letzten Hierarchiestufe, den „Motor control goals" werden pragmatisch ablaufende Handlungen zur Erreichung der Ziele auf dieser Ebene gebildet. Der stufenweise Abstiegt oder Aufstieg beschreibt, dass die Ereichung eines Ziels auf einer unteren Ebene dazu beiträgt, auch Ziele auf der höher liegenden Stufe zu erreichen. (vgl. Caver & Scheier 2000, S. 47-50)

Folgendes sehr vereinfachte Beispiel soll dies verdeutlichen (s. Abb. 6): Ein Mann wünscht sich mehr Partner und Vater zu sein. Der Vergleich zwischen der idealen Vorstellung Partner und Vater zu sein und dem Ist-Zustand hat eine hohe Diskrepanz ergeben. Der Mann handelt zielorientiert und arbeitet weniger. Unterstützen die äußeren Rahmenbedingungen das neue Verhalten und sind die Störungen nicht zu groß, kann das hochgesteckte Ziel schneller erreicht werden und somit die Rotation bzw. die Frequenz der Feedback-Schleifen klein gehalten werden.

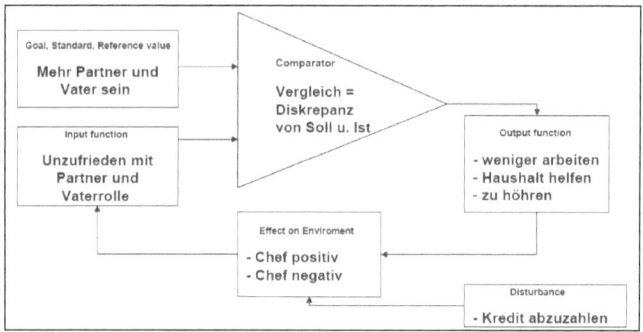

Abb. 6: Systemische Darstellung einer Feedback-Schleife anhand eines Beispiels

5. Exkurs: Selbstregulation im Fokus von Gesundheit

Selbstregulation im Fokus der Psychotherapie: Ein Grund warum Menschen psychotherapeutischer Interventionen bedürfen, ist das versagen ihrer Selbst-Regulationsmechanismen. Der Mensch als System versagt bei kritischen Lebenssituationen mit gesundheitlichen Beeinträchtigungen bzw. Störungen. (vgl. Korbei 2004, S. 144) Eine therapeutische Intervention, dass Autonomietraining, strebt eine kreative Neuorganisation von Verhaltensweisen an. Die Herausforderung im Autonomietraining ist, die Psychodynamik der sich selbst regulierenden und organisierenden Systeme im Menschen zu erkennen, sowohl in ihrer erfolgreichen Selbstregulation, jedoch auch in den Formen der Störungen und Blockaden. (vgl. Grossarth-Maticek 2003, S. 77)

Selbstregulation im Fokus von Prävention: Selbstregulation im Zusammenhang von Gesundheit gewinnt unter der Forderung nachhaltiger Prävention, zunehmend an Bedeutung. Fehlende autonome Steuerungsmöglichkeiten können eine Antwort darauf geben, warum Menschen gesundheitsgefährdende Verhaltensweisen z.b. Suchtverhalten praktizieren bzw. Handlungsspielräume für Interventionen aufzeigen. (vgl. Siegrist 2003, S. 145)

6. Zusammenfassung

Die vorliegende Arbeit hat die Ambition, die Veränderung von Verhalten anhand der Selbstregulation nach Caver und Scheier (2000) zu beschreiben. Selbstregulation als Begriff findet in vielen Zusammenhängen seine Anwendung. Zusammenfassend kann jedoch festgehalten werden, dass Selbstregulation nichts anderes meint, als daß es unbewusste wie auch bewusste Prozesse gibt, die den Menschen darin unterstützen, Ziele durch die Selbststeuerung von Handlungen zu erreichen. „Der Gebrauch des Begriffs in den verschiedenen Kontexten beinhaltet immer den Gegensatz zur Fremdregulierung und somit Aspekte der Autonomie und der Selbstverantwortung. Selbstregulierung bedeutet also, dass das Selbst zugleich Subjekt und Objekt einer Regulierungstätigkeit ist: das Selbst reguliert die eigenen Selbstzustände, Affekte, Gedanken oder Handlungen. Und wenn es dazu in der Lage ist, ist es weitgehend autonom." (Grimmer 2004, S. 23) Carver und Scheier (2000) beschreiben ihr Modell der Selbstregulation als einen immerwährenden Kontrollprozess des eigenen Verhaltens. Die vorliegende Arbeit hat zwei wesentliche Determinanten in dieser Prozessbetrachtung aufgegriffen. Selbstregulation ist in einen Kreislauf (Feedback-Schleife) eingebettet in dem die Ziele des Menschen seine Handlungen und somit auch sein Verhalten steuern. Die Feedback-Schleife basiert maßgeblich auf einem Soll-Ist-Größen Vergleich. Es besagt, dass es nach einer Handlung entweder eine positive oder negative Rückkopplung (Feedback) gibt. Dieser Regelkreis wird so lange aktiviert, bis die gewünschte Annäherung an ein Ziel erreicht ist.

7. Literatur

Arnold, W.; Eysenk, H.J.; Meili, R. (1995): Lexikon der Psychologie. Band 2. Freiburg

Baumeister, R.F.; Heatherton, T.F.; Tice, D.M. (1994): Losing control: How and why people fail at self-regulation. San Diego, CA: Academic Press

Baumeister, R.F.; Vohs, K.D. (2004): Handbook of self-regulation: research, theory, and applications. Guilford Press, New York

Brandtstädter, J. (1989): Personal self-regulation of development: Cross-sequential analysis of development-related control beliefs and emotions. Developmental Psychology, 25, pp. 96–108.

Carver, C.S.; Scheier, M.F. (1982): Control theory: A useful conceptual framework for personality – social, clinical and health psychology. Psychological Bulletin, 92, pp. 111–135

Carver, C.S.; Scheier, M.F. (2000): On the structure of behavioural self-regulation. In: Boekaerts, M. et al. (Hrsg.): Handbook of self-regulation. Acad. Press. San Diego, pp.41-84

Forstmeier, S.; Uhlendorff, H.; Maercker, A. (2005): Diagnostik von Ressourcen im Alter. Assessment of Resources in the Elderly. Zeitschrift für Gerontopsychologie & -psychiatrie, 18 (4), 2005, S. 227–257

Fröhlich, S.; Kuhl, J. (2003): Das Selbststeuerungsinventar: Dekomponierung volitionaler Funktionen. In: Stiensmeier-Pelster, J.; Rheinberg, F. (Hrsg.) Diagnostik von Motivation und Selbstkonzept. Test und Trends, neue Folge; Bd. 2, Hogrefe Verlag, Göttingen, S. 221 – 257

Grimmer, G. (2004): Selbstregulierung und Kreditierung in der kindlichen Entwicklung und in der therapeutischen Beziehung. In: Geißler, P. (Hrsg): Was ist Selbstregulation? Eine Standortbestimmung. Psychosozial-Verlag, Gießen, S. 23-37

Grossarth-Maticek, R. (2003): Selbstregulation, Autonomie und Gesundheit : Krankheitsfaktoren und soziale Gesundheitsressourcen im sozio-psycho-biologischen System. de Gruyter Verlag, Berlin

Holler, M.; Fellner, B.; Kirchler, E. (2005): Selbstregulation, Regulationsfokus und Arbeitsmotivation. Überblick über den Stand der Forschung und praktische Konsequenzen. Journal für Betriebswirtschaft: 55, S. 145-168

Korbei, L. (2004): Praxis der Klientenzentrierten/Personenzentrierten Psychotherapie in Bezug auf Selbstregulationsprozesse. In: Geißler, P. (Hrsg): Was ist Selbstregulation? Eine Standortbestimmung. Psychosozial-Verlag, Gießen, S. 137-151

Kruglanski, A.W.; Thompson, E.P.; Higgins, E.T.; Atash, M.N., Pierro, A.; Shah, J.Y.; Spiegel, S. (2000): To "do the right thing" or to "just do it": Locomotion and assessment as distinct self-regulatory imperatives. Journal of Personality and Social Psychology, 79, pp. 793-815

Kuhl, J. (1987): Motivation und Handlungskontrolle. Ohne guten Willen geht es nicht. In: Heckhausen, H.; Gollwitzer P.M.; Weinert F. E. (Hrgs.) Jenseits des Rubikon. Springer Verlag, Berlin, S. 101 -120

Kuhl, J. (1992): Atheory of self-regulation: Action versus state orientation, self-discrimination, and some applications. Applied Psychology: An International Review, 41, pp. 97-129.

Kuhl, J. (1996): Wille und Freiheitserleben: Formen der Selbststeuerung. In: Kuhl, J.; Heckhausen, H. (Hrsg.) Motivation, Volition und Handlung. Enzyklopädie der Psychologie: Themenbereich C, Serie 4, Band 4, , S. 665-765

Kuhl, J. (2001): Motivation und Persönlichkeit: Interaktion psychischer Systeme. Hogrefe Verlag, Göttingen

Miller, G.A; Galanter, E.; Pribram, K.H. (1960): Plans and the structure of behavior. Holt, New York

Powers, W.T. (1973): Behavior: The control of perception. Aldine, Chicago

Roux, W. (1901): Über die Selbstregulation der Lebewesen. Development Genes and Evolution, Volume 13, Number 4, Mai 1901, S. 610-650 In. Springer Link Berlin, http://www.springerlink.com/content/n285h0029l342k70/ (Stand: 30.11.2007)

Siegrist, J. (2003): Machen wir uns selbst krank? In Schwartz, F.W.; Badura, B.; Busse, R.; Leidl, R.; Raspe, H.; Siegrist, J.; Walter, U.: Das Public Health Buch. Gesundheit und Gesundheitswesen, 2. Auflage, Urban u. Fischer Verlag, München, Jena, S.139-161

Wieser, D. (05.06.07): Das kybernetische Modell der Selbstkontrolle http://www.social-psychology.de/sp/sozialpsychologie/selbstkontrolle (Stand: 01.01.2008)

Zimbardo, P.G. (1992): Psychologie. 5., neu übers. und bearb. Aufl. Springer Verlag, Berlin

4managers (2008): Lerntheorien. Das TOTE-Modell. http://www.4managers.de/themen/lerntheorien/?type=1 (Stand: 08.01.2008)